SOCIÉTÉ D'EXCURSIONNISTES DE BAGNÈRES-DE-BIGORRE

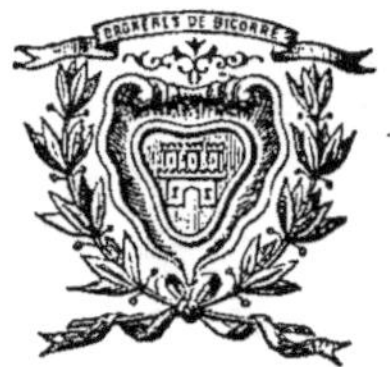

DEPOT LÉGAL
BASSES-PYRÉNÉES
92-111
1900

SANATORIUM DU CHIROULET

(près Bagnères-de-Bigorre)

VALLÉE DE LESPONNE

Par M. JACQUOT

Inspecteur des Eaux et Forêts.

PAU

IMPRIMERIE-STÉRÉOTYPIE GARET, RUE DES CORDELIERS, 11

J. EMPÉRAUGER, IMPRIMEUR

1900

T 165
Te
103

SOCIÉTÉ D'EXCURSIONNISTES DE BAGNÈRES-DE-BIGORRE

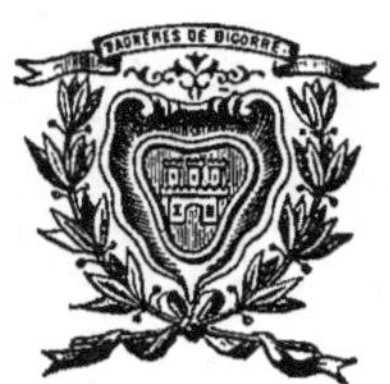

SANATORIUM DU CHIROULET

(près Bagnères-de-Bigorre)

VALLÉE DE LESPONNE

Par M. JACQUOT

Inspecteur des Eaux et Forêts.

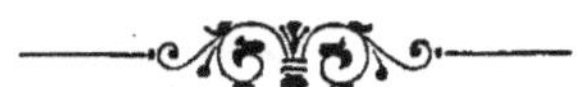

PAU

IMPRIMERIE-STÉRÉOTYPIE GARET, RUE DES CORDELIERS, 11

J. EMPÉRAUGER, IMPRIMEUR

1900

A Monsieur *JACQUOT*,

Inspecteur des Eaux et Forêts.

Faut-il vous féliciter, mon cher Monsieur, de la poésie dont vous avez enveloppé votre très laborieuse étude sur les chemins de montagne de la Vallée de Lesponne, ou de la délicatesse de votre goût auquel une année suffit pour faire de vous un amoureux ardent de la Région de Bigorre ? Mais vous renverriez l'éloge à ces troublantes charmeuses dont vous fûtes épris, même après avoir subi les grandioses émotions Alpestres et savouré les caressantes nonchalances des Vosges. Vos louanges ont d'autant plus de prix pour nos Pyrénées auxquelles votre enthousiasme vaudra, je n'en doute pas, de nouveaux admirateurs. Merci donc pour les Pyrénéistes Bigourdans qui eurent, trop peu de jours, le plaisir de vous compter parmi eux.

Bagnères-de-Bigorre.

A. LACOSTE.

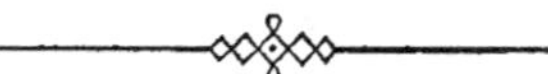

SANATORIUM DU CHIROULET

(près Bagnères-de-Bigorre)

VALLÉE DE LESPONNE

CHAPITRE I

UTILITÉ DES CHEMINS DE MONTAGNE

Bagnères-de-Bigorre a été comblée des dons de la nature : son climat est délicieux en toutes saisons ; la végétation, qui constitue le principal attrait et la variété des paysages de moyenne altitude, s'y développe avec une exubérance qui fait songer aux prodiges des tropiques ; les sites pittoresques, grandioses, sauvages, s'offrent partout au-dessus de la zone si curieuse des pâturages, qui tantôt ceignent de leur ondulent bandeau aux plis mous les crêtes déchiquetées et l'altière nudité des rocs, tantôt revêtent de leur feutre à teinte morte les collines de l'Adour, gracieux contreforts, paliers de transition entre la tiédeur des vallons et les neiges éternelles, refuges inviolés de l'isard.

L'étranger, qu'amène à Bagnères la vertu de ses eaux ou la renommée de sites enchanteurs, est bientôt séduit par son charme intime, enveloppé et conquis par l'aimable ambiance où tout conspire avec délicatesse pour lui faire aimer le Bigorre parfois jusqu'au renoncement à son pays natal. Il n'est point de voyageur qui, après avoir entrevu l'heureuse vie bagnéraise, n'ait cédé à la douce attirance d'une population à l'accueil chaleureux et simple, au sourire captivant et ne se soit laissé « un temps bercer en rêvant dans ce séjour de plaisir et d'amour ».

Mais l'homme.... et la femme aussi, dit-on, ne savent pas longtemps jouir d'un bonheur tranquille. Il vient un moment où un besoin d'activité, un désir de mieux connaître, de contempler de près les choses que leur éloignement paraissait défendre, nous incitent à aborder, à fouler victorieusement ces montagnes dont l'œil a, d'en bas, admiré les découpures se profilant nettes sur le bleu de l'horizon. Au début on en avait un peu peur ; elles paraissaient si ardues ! Toute ascension était pénible aux jarrets à peine accoutumés à flâner dans les plaines. Peu à peu, on s'est familiarisé avec la redoutable voisine. La fréquentation des ombrages du Bédat a servi d'entraînement et bientôt on se sent capable de sérieuses ascensions. Hélas ! c'est ici que la déception attend l'enthousiaste néophyte : en dehors des environs immédiats de la ville, il n'y a ni chemin ni sentier.

Les rudes beautés pyrénéennes se cachent, se refusent à l'étreinte du touriste. Au lieu d'un amusement, c'est un labeur, une corvée, de gravir, en s'accrochant avec les mains, des talus dont la pente atteint souvent 45°, de se hisser de ressaut en ressaut, comme sur un escalier sans fin, aux marches croulantes dont les écarts trop divers ou exagérés entraînent des amplitudes de mouvements disproportionnées. L'effort, anormal, n'est plus compensé par l'attrait de la nature dont les rigueurs masquent les charmes. La lassitude, le découragement surviennent bientôt; l'excursion est manquée et, après celle-là, les autres, compromises par les mêmes difficultés. L'étranger, toujours un peu égoïste, s'étonne « qu'on n'ait rien fait pour son agrément ». Il plaint, cette fois à juste titre, les indigènes de la pénurie de chemins convenables dans laquelle ils se tiennent eux-mêmes et, devenu acerbe, il en arrive vite à accuser de barbarie la région dont jusqu'alors les beaux dehors seuls lui étaient apparus. Il partira à demi satisfait, parfois même franchement mécontent et, rentré chez lui, ne tarira pas en récrimininations sur cette lacune de nos Pyrénées.

Pouvons-nous dédaigner son appréciation et ses critiques ? Certainement non ! Sans insister sur le côté utilitaire, financier, parce qu'il est mesquin et dépourvu de noblesse — une station thermale, vivant des baigneurs, est obligée de les contenter, — il faut envisager la question des *chemins de montagne* au point de vue plus général du progrès, de la marche vers le bien, vers le mieux.

Le *pâtre* des hameaux gagne, chaque matin, les pelouses couronnant les collines ou trouant les bois qui se poussent à l'assaut des sommets. Il doit ménager à son troupeau l'ascension la moins rebutante possible, une descente exempte de danger, sous peine de perdre, par fatigue ou par accident, le bienfait de l'herbe savoureuse.

Le *laboureur*, besogneux, est forcé d'abandonner l'insuffisant fond des vallées aux grasses prairies, ces exigeantes mais riches aristocrates de l'agriculture. Pour cultiver le maigre champ défriché bien haut il est obligé de traîner par petites charges ses instruments encombrants, la lourde charrue, l'engrais dont le transport quintuple le prix mais non le bienfait malheureusement. Pour rapporter chez lui les fruits de la terre, que d'allées et venues, que de peines encore et toujours ! S'il veut bâtir près de son bien patrimonial, il est arrêté par les dépenses, parfois l'impossibilité de faire circuler, sans une voie de communication aisément praticable, les matériaux pesants, les premiers éléments de toute construction. Un bon chemin épargnerait la moitié de ses voyages, lui permettrait d'employer son temps et celui de ses bêtes à d'autres travaux plus rémunérateurs.

Le *bûcheron* est aussi condamné, pour abattre le sombre sapin ami des frimas ou le fût lisse du hêtre, à gravir chaque jour le versant abrupt où la forêt protectrice retient seule la terre prête aux éboulements. N'est-il pas coupable, s'il néglige de tracer à flanc de coteau le sentier qui lui permettra d'arriver plus tôt sur son chantier, d'en revenir de nuit sans risquer la soudaine entorse et son hâve compagnon le chômage, avant-courrier de la misère ?

L'économiste, même de médiocre envergure, ou simplement tout homme qui réfléchit et n'attarde pas son jugement aux contingences étroites du milieu, n'est-il pas en droit de blâmer des propriétaires assez routiniers pour conserver en notre siècle de lumière les modes rudimentaires de travail des temps préhistoriques? Dans les montagnes autour de Bagnères, à part le morceau d'acier de la hache tranchante substitué au caillou poli, qu'y a-t-il de changé, depuis l'âge de la pierre, dans la manière d'exploiter un arbre? Il est ruineux, c'est l'évidence même, de lancer du haut en bas d'un escarpement, un tronc superbe qui s'écrase au bout de sa chute quand les aspérités du couloir ne l'ont pas déjà brisé. Et que de blessures, origines des plus graves dépréciations, il a causées en heurtant au passage les sujets restés debout!

Il n'est pas raisonnable pour l'exploitation d'une forêt de perdre en main-d'œuvre chère et périlleuse la plus grande portion de la valeur intrinsèque des produits, alors qu'il suffirait, pour desservir tout un canton, d'un chemin dont la construction absorberait une fois pour toutes le vingtième de la récolte ou du matériel actuel accumulé sur ce point. Comment ne pas qualifier sévèrement l'insouciance qui préfère, à chaque saison ou à chaque coupe, en dissiper la moitié en manutentions stériles?

En somme, les voies de communication s'imposent, que l'utilité en soit immédiate et puisse se calculer par un bénéfice commercial comme dans ce dernier cas, ou qu'elle soit indirecte, morale et spéculative d'abord lorsqu'elle paraît ne viser que l'agrément, mais se transformant en réalité en avantage tangible et pécuniaire soit par le bien-être général, soit par le séjour prolongé et plus fréquent des étrangers ravis de ces commodités auxquelles ils sont si sensibles.

Créons donc des chemins, améliorons ceux qui existent, si nous voulons prouver notre affection pour notre joli pays et justifier son titre de « Métropole des Pyrénées ».

CHAPITRE II

CONSIDÉRATIONS GÉNÉRALES

sur Bagnères, regardée comme un centre d'excursions.

SANATORIUM DU CHIROULET

Tout en s'établissant avec prudence sur des bases solides, la Société d'Excursionnistes de Bagnères-de-Bigorre a grandi rapidement parce qu'elle répond à un besoin réel. La bonté de sa cause, le dévouement et l'habileté de ses organisateurs lui ont gagné toutes les sympathies. Mais, quelle que soit sa force, quelque brillant que s'annonce son avenir, elle ne peut songer à doter tout un arrondissement d'un réseau routier complet. Elle a eu d'ailleurs la sagesse de se limiter aux environs de son chef-lieu et de n'entreprendre que les études urgentes dans la région la plus digne de ses efforts.

Par sa *partie nord*, Bagnères confine à la plaine gasconne, dénuée de pittoresque et qui, en dehors des villes, ne retient pas les voyageurs.

L'*Est* réclame plus d'attention ; c'est là que se vallonnent les Baronnies et que se découpent des chaînons isolés d'altitude moyenne. La zone basse n'a que ses ravins à montrer ; ce n'est plus la plaine mais ce n'est pas encore le cachet des vraies Pyrénées. D'ailleurs elle est sillonnée de routes. Les sommets qui lui font suite, n'offrent pas de panoramas étendus ; ils sont peu fréquentés. Des sentiers les rendent du reste accessibles, au moins dans les environs de Bagnères.

Le *Sud* et l'*Ouest* c'est la haute montagne aux multiples aspects, les riantes collines, accueillantes aux timides, aux humbles qui n'osent s'élever, les crêtes fières et d'abord revêche pour les audacieux à qui elles font payer leurs rares faveurs. Ses premières assises aux courbes douces se prêtent avec bonhomie aux promenades de famille ; mais sa tête altière se refuse aux premiers venus ; elle fait une sélection et n'accueille que l'élite après avoir exigé la double épreuve de la force et du courage. Sa rigueur lui sied d'ailleurs et lui attire peut-être plus d'amants encore.

Les pointes les plus remarquées de cet admirable massif : le Pic du Midi et le Mont-Aigu, sont célébrés dans les légendes ; les narrations des littérateurs, tous les guides les vantent à l'envi ; on ne saurait échapper à leur tentation. Elles dominent, en l'enserrant, la **vallée de Lesponne** qui débouche, à 5 kilomètres Sud de Bagnères, sur l'excellente route thermale de Barèges par le Tourmalet et de Bagnères-de-Luchon par le col d'Aspin. Elle est le but de prédilection des touristes, le point de départ des excursions aux lacs Bleu, de Peyrelade, d'Izabit et à nombre de sommets grandioses ou de recoins aimables, en résumé la grande attraction de la région.

Elle est cependant la moins bien desservie au point de vue de la viabilité. Telle une avare cachant jalousement ses trésors, une Thébaïde dont le cloître discret n'a révélé qu'à peu d'élus ses merveilles secrètes, ses détails exquis où le divin Architecte, pour qui la perfection est le jeu habituel, a allié le pittoresque à la grâce, le mystère à la poésie. Voilà le champ d'action offert à l'activité de la Société d'Excursionnistes de Bagnères-de-Bigorre ; elle n'en peut trouver de mieux placé ni dont la mise en valeur soit à la fois plus opportune et plus propre à faire connaître et hautement apprécier les efforts avisés de son évocatrice.

Ses versants devraient être sillonnés de sentiers et de chemins, non par une vaine soif de réclame ni même pour la simple satisfaction d'une curiosité des yeux désœuvrés que ne suivent aucun élan du cœur, aucune pensée de l'esprit ; mais, pour la réalisation d'une idée humanitaire, la préparation d'un de ces établissements d'hygiène rationnelle en pleine nature sauvage, suprême ressource de la thérapeutique moderne, où tant d'anémies, de surmenages, de victimes de la vie factice, outrancière du monde et de notre agitation exacerbée précurseur de la névrose, trouvent le repos réparateur, le fluide pur qui les ressuscite par une miraculeuse transfusion.

Vers le fond de la vallée, au terminus de la route, au Chiroulet, il existe un site réunissant à un degré exceptionnel toutes les conditions qu'on peut souhaiter à une station climatique parfaite : altitude suffisante pour sortir des couches souillées de l'atmosphère, (1100ᵐ), pour donner à l'air la légèreté qui dilate les poumons, pas assez grande pour être mal supportée par les constitutions absolument débiles ; éloignement de tout centre habité, de toute grange même ; calme profond qu'accompagne, sans lui retirer son influence salutaire, le sourd et continu grondement du torrent. De tous les côtés, points de vue superbes, promenades de santé ou ascensions sérieuses au gré des forces ou des caprices du moment. Les forêts lui font un cadre assez lointain pour ne pas le refroidir de leur excès d'humidité, assez proche pour être abordé en quelques minutes. Les sapinières offrent la fraîcheur de leurs sombres dômes impénétrables aux ardeurs du soleil et les effluves revivifiants de leurs principes balsamiques. Le vert clair des hêtraies égaie et dissipe la tristesse des malades, le spleen chronique des enfants d'Albion. De laiteuses cascades écument aux points cardinaux de ce centre unique ; leurs globules d'argent roulent et se précipitent dans une poursuite inlassée, joie du regard, rayons de vie et de lumière emprisonnés dans la vapeur opaline. Enfin, à quinze kilomètres de ce refuge sauvage, la nature, dans sa générosité inépuisable pour le Bigorre, a contribué par ses sources bienfaisantes à l'extension d'une ville qui offre toutes les ressources non seulement de la vie matérielle mais aussi du luxe, les distractions les plus raffinées, cette cure morale à côté des éléments de la cure physique.

Peut-on imaginer un ensemble plus complet, plus accompli, plus approprié à la saine vie en plein air ? Il n'attend qu'une initiative pour s'annoncer au monde et l'étonner par un développement dû à ses seules vertus. Il ne manquait à son éclosion que des chemins. La Société d'Excursionnistes de Bagnères tentera de les lui donner et de le transformer en parc délicieux. Quel titre de gloire pour elle ! quels remerciements lui devront les hôtes guéris du Sanatorium du Chiroulet !

CHAPITRE III

VALLÉE DE LESPONNE

ÉTAT ACTUEL DES CHEMINS ET SENTIERS.

Aspect de la Vallée. — La vallée de Lesponne proprement dite commence à l'altitude de 1110 mètres, au Chiroulet, confluent du ruisseau du Lhécou, déversoir du lac Bleu et des Artiguettes par où s'écoule celui d'Ourrec. Sa direction, presque exactement rectiligne, s'oriente du N. E. au S. O. Elle débouche à la cote de 650 mètres, entre St-Paul et Baudéan dans l'importante vallée de Campan que parcourt l'Adour de Gripp. Sa longueur est de 10 kilomètres. Le thalweg, horizontal, tout en prairies, ne dépasse nulle part 400 mètres de largeur ; il n'en a généralement pas plus de 200. Sa pente moyenne, assez régulière, est de 44 millimètres. Les deux versants sont assez abrupts mais les bancs de rochers ne les coupent et n'y saillissent qu'exceptionnellement. Ils sont couverts de forêts qui, de l'altitude extrême de 1900ᵐ, descendent presque jusqu'au fleuve. La rive droite, exposée au nord, porte des sapinières. Sur la rive gauche s'allonge une zone inférieure de taillis de hêtre au-dessus de laquelle s'étagent des résineux. Sur chacune des rives débouchent quatre vallées secondaires.

A). — ROUTES DU THALWEG

Itinéraire I : DE BEAUDÉAN AU CHIROULET PAR LESPONNE.

Une route carrossable (chemin vicinal nº 29), ayant son origine à la route thermale nº 1, vers l'extrémité S. de Baudéan, suit le fond de la vallée constamment, le long de la rive gauche de l'Adour. Sa pente n'est pas uniforme ; toutefois elle ne présente aucun mauvais passage. Les quelques raidillons atteignant 9 à 10 % sont courts. Elle est trop étroite en plusieurs points ; mais on en élargit des tronçons chaque année pour la porter à 6 mètres. Le sol est assez bon. Telle qu'elle est, elle permet aux landaus à quatre chevaux d'arriver au Chiroulet.

Itinéraire II : DE ST-PAUL AU CHIROULET PAR LA RIVE DROITE DE L'ADOUR.

Un chemin non carrossable, assez bon cependant, dit de Traouessarou ou du bas de la vallée, longe la rive droite de l'Adour ; il sert à la vidange des forêts et n'est parcouru que par des chars non suspendus.

De la route thermale nº 1 (borne kilométrique 5), au Pont d'Abay, débouché du ruisseau de Cérétou (6 k. 200, largeur 3 mètres), il fait partie du réseau des Ponts-et-Chaussées.

Du pont d'Abay au pont de l'Aya où s'ouvre le vallon d'Ardalos (2 k. 800, largeur 3 mètres), il est entretenu par l'Administration forestière.

Du pont de l'Aya au Chiroulet (1 k., largeur 2 mètres), l'Administration forestière va l'élargir et le relier par deux ponts au chemin vicinal nº 29 de Bagnères à Lesponne.

Il constitue un excellent chemin muletier.

B). — RIVE DROITE

Vallons latéraux — Sentiers perpendiculaires à la Vallée.

Itinéraire III : DE LESPONNE AU COL D'ARISES PAR BINARROS.

Un mauvais sentier, partant du chef-lieu de Lesponne (église), franchit l'Adour et remonte par une rampe dure le vallon de Binarros dans la forêt du Mourguoeilh où l'on retrouve le sentier (It. II) du Traouessarou au pont d'Abay. A partir des cabanes d'Antayente jusqu'au pied du Courbet il est à la rigueur praticable aux bêtes de somme légèrement chargées ; ensuite il devient très raide et mal frayé ; au-delà du lac supérieur de Binarros il n'y en a plus trace. Il est en somme pénible et aurait besoin d'améliorations sur 2500 mètres ainsi que d'une réfection totale sur 1300 mètres.

Itinéraire IV : DU PONT DE L'AYA AU COL D'AOUET PAR ARDALOS.

Ce sentier, qui suit le ravissant vallon d'Ardalos, est encore plus pénible que celui de Binarros. Sa pente, relativement accessible aux bêtes de somme, de la vallée jusqu'aux cabanes d'Ardalos, s'accentue beaucoup ensuite ; il est, en outre, mal tracé aux abords du col.

Itinéraire V : DU PONT DE L'AYA AU LAC DE PEYRELADE.

A la hauteur des cabanes de l'Aya, un sentier se détache du précédent, traverse la belle forêt de Pouzac et passe à la cabane de la

Hues. Sa pente est en général modérée, mais il a besoin d'améliorations sur plusieurs points (1850 m.) et de rectifications (750 m.), pour pouvoir être parcouru aisément par des ânes chargés. Il permettra alors une des plus charmantes promenades de la région.

Itinéraire VI : DU CHIROULET AU LAC BLEU.

Un sentier muletier passable monte en courts lacets du Chiroulet au lac Bleu sans s'écarter du ruisseau du Lhécou transformé en cascatelle ininterrompue d'écume et d'azur lorsque, pendant la sécheresse, son déversoir souterrain vient relever le niveau de l'Adour asséché. Il y a d'autant moins à s'en occuper que, prochainement, une usine s'installera sur ce cours d'eau. Elle sera forcée, pour son service, d'entretenir le sentier.

Direction longitudinale — Sentiers parallèles au thalweg.

Itinéraire VII : SENTIER DU MILIEU : DE LA POMPE DE BEAUDÉAN AU CHIROULET A TRAVERS FORÊTS.

A 1800 mètres de la route thermale nᵒ 1, à « la Pompe de Beaudéan » s'embranche un chemin presque carrossable qui traverse l'Adour et emprunte vers l'amont le chemin du bas de la Vallée (It. II). Il le quitte six cent mètres plus loin et, faisant un brusque contour, monte à flanc de coteau au-dessous de la forêt du Mourgoueilh. Au bout de neuf cent mètres il abandonne le ravin dans lequel il allait s'engager et prend la direction du Sud-Ouest qu'il suivra en ligne droite jusqu'à sa rencontre avec le sentier du lac Bleu. Sa viabilité devenue moins bonne et sa largeur réduite ne le rendent plus praticable qu'aux chars non suspendus. Sa rampe, faible, diminue jusqu'à devenir insensible.

Au Pla de Mourgoueilh (2 k.) le chemin cesse; un sentier presque horizontal mais étroit, abordable toutefois par les ânes, le continue pendant 700 mètres jusqu'au ruisseau de Binarros. Ce tronçon sera élargi par l'Administration forestière qui a du reste créé la voie entière. Entre le ruisseau et la forêt communale de Beaudéan se présente une lacune de 1250 mètres à combler, en ouvrant dans des landes et forêts particulières un passage sensiblement de niveau, reliant le sentier du milieu du Mourgoueilh à celui du même nom tracé par l'Administration forestière à travers la forêt de Beaudéan.

La première partie de celui-ci a besoin d'être améliorée jusqu'au ruisseau de Narbios mais c'est le Service forestier qui s'en charge. Le reste de la traversée de Beaudéan est bon pour les piétons.

A l'extrémité du bois de Beaudéan une nouvelle interruption se produit sur 1100 mètres dans des landes communales, puis, au-delà du ravin d'Ardalos, jusqu'à une pelouse au milieu de la forêt communale de Pouzac, à partir de laquelle l'Administration forestière se chargera d'améliorer la continuation de ce sentier jusqu'à sa rencontre avec celui du lac Bleu.

En résumé, l'Administration forestière a ouvert, dans la longueur des trois superbes sapinières du Mourgoueilh, Beaudéan et Pouzac, une voie de circulation d'un développement total de 10 kilomètres, suivant à peu près des courbes de niveau. Il ne reste qu'à réunir les trois sections par des raccords de peu d'étendue pour faire de cet itinéraire, remarquable par l'aisance de la marche et la beauté des sites, une des promenades les plus faciles et les plus intéressantes.

BIBLIOTHÈQUE NATIONALE — R F — IMPRIMÉS

Itinéraire VIII : Sentier des Crêtes *(rive droite).*

Au prieuré de St-Paul, entre Beaudéan et Campan, un mauvais chemin de chars extrêmement raide s'embranche sur la route thermale n° 1 et monte, par les maisons de Peyres Longues, aux Courtalets. A partir de ce point ce n'est plus qu'un sentier médiocre dont plusieurs parties deviennent même impraticables aux bêtes de somme chargées, notamment dans le canton Niclade de la forêt du Mourgoueilh où il faudrait effectuer de sérieuses améliorations. Il atteint, en montant toujours beaucoup, les cabanes de Burre puis celles de Hount-Blanque. Au-dessus de celles-ci il serait nécessaire de rectifier la piste qui disparaît presque. Ensuite, on chemine presque horizontalement jusqu'au col de Hount-Blanque. Après une petite descente, le sentier redevient presque plat ; il y aurait à élargir quelques endroits suspendus sur un versant nu très fortement incliné.

Après avoir contourné le lac supérieur de Binarros dit lac de l'Œuf, les roches saillantes obstruent le passage et empêchent les bêtes de somme de continuer ; de là au col d'Arises il y a un kilomètre à ouvrir à peu près complètement. On passe sur le versant Sud et, en dominant le lac d'Arises, on atteint le col d'Aouet en suivant dans des pâturages une courbe de niveau à peine visible. Quelques coups de pioche y seraient utiles.

Du col d'Aouet au Pic du Midi il n'existe rien en fait de sentier. Il y a lieu d'en tracer un de 3 kilomètres dont l'étroitesse et la modicité de la dépense seraient proportionnées au faible nombre d'excursionnistes choisissant cette voie. Quant à la crête rocheuse par laquelle se termine l'ascension, le seul moyen d'en faciliter l'escalade consiste dans le scellement de câbles de fer qui offriront une prise solide dans les endroits dangereux. Ce travail, comprenant 80 mètres répartis en six passages, permettra l'accès du Pic par le plus beau côté pour ainsi dire inconnu aujourd'hui. On suit rarement cet itinéraire à cause de la fatigue causée par l'absence de sentier à partir du col d'Aouet et par crainte du vertige et d'une chute sur l'arête qui aboutit au sommet. C'est fâcheux, car c'est le plus court, le plus varié d'aspects, le plus intéressant, celui qui procure les sensations les plus vives et les plus durables.

De l'Observatoire on descend à l'hôtellerie Plantade par un excellent chemin muletier. Ensuite du Pic du Midi au lac Bleu il faut améliorer un vague sentier gagnant la rive Nord du lac d'Oncet puis en créer un, montant dans des éboulis de pierres au-dessous des rochers de Pène-Blanque, jusqu'au col d'Oncet où on retrouve une sente assez mal frayée mais qu'il suffira d'arranger par places pour atteindre le col d'Aoube. La descente ensuite douce jusqu'au lac Bleu, est passable et nécessitera peu de rectifications (notamment au Pas du Bouc), pour la rendre praticable aux chevaux, comme elle l'était récemment encore.

La continuation entre le lac Bleu et le col d'Ouscouaou par le col de Bareilles est moins bonne. Le sentier, à peu près marqué sur le terrain mais accessible aux piétons seuls, laisse à droite le lac d'Ourrec et une piste aboutissant directement au col de la Hourquette d'Ouscouaou.

Du col d'Ouscouaou, en vue du lac d'Izabit, la suite naturelle de ce cheminement se fait sur le flanc O. jusqu'au col de Tramassels ; sur le flanc E. ; ce serait sa continuation sur l'arête qui domine le cirque du Chiroulet en le circonscrivant ; il longerait le pied du Pic de Barané et, montant aux sommets du Pic de Lhens et du Mont-

Aigu, retrouverait sur l'autre rive les itinéraires XIX et XVI, fermant ainsi le cycle des crêtes par le tour complet de la vallée de Lesponne. Mais ce long trajet, dont un quart serait à refaire à neuf et le reste à améliorer considérablement, entraînerait une dépense hors de proportion avec son utilité extrêmement restreinte. En effet, si cette ligne de faîte offre l'imposant et mélancolique spectacle des solitudes pastorales accidentant l'espace entre les vallées de l'Adour et du Gave de Pau, la vue y est bornée et très inférieure à celle qu'on peut avoir avec moins de peine des sommets voisins. Argent et fatigue dépasseraient la somme des jouissances esthétiques. Il convient par suite de renvoyer l'exécution de ce prolongement à l'époque où la prospérité de la station du Chiroulet et un grand mouvement d'excursionnisme l'auront rendu nécessaire et désigné comme nouveau but à une activité devenue débordante.

Aujourd'hui on se bornera à revenir au Sanatorium par le col de la Hourquette et le chemin qui longe l'Adour, en admirant au passage la cascade d'Ouscouaou. Cette voie est très importante car elle sert non seulement aux nombreux touristes qui vont visiter les lacs d'Ourrec, d'Izabit et reviennent par le lac Bleu, mais à toutes les personnes se rendant à St-Orens et Pierrefitte, à Beaucens et à Argelès, à Gazost et à Lugagnan. Du col à la cascade le sentier est médiocre. Plus bas il sera transformé en chemin muletier par la ville de Bagnères dont il est juste de reconnaître les sacrifices financiers consentis pour attirer et retenir les étrangers.

Itinéraire IX : DE LA POMPE DE BEAUDÉAN AU LAC BLEU PAR LE COURBET ET LE LAC DE PEYRELADE.

De la pompe de Beaudéan on suit d'abord l'itinéraire VII, mais, au lieu de prendre le chemin du Mourgoueilh, on grimpe par un bon sentier de piétons à travers la forêt et on atteint le Pla du Mourgoueilh ; puis, en montant toujours beaucoup, on arrive dans la zone de pâturages. Après les avoir suivis quelque temps on rentre dans la partie supérieure d'une sapinière : la rampe devient modérée.

Le ravin de Binarros franchi au-dessous des cabanes du Courbet, on contourne presque horizontalement sur sa rive gauche, le versant de la Crête de Conques. Le sentier passe aux cabanes de Narbios et longe le haut de la sapinière de Beaudéan au bout de laquelle, dominant les cabanes de l'Aya et le vallon d'Ardalos, il remonte doucement le flanc droit de ce ruisseau. Après la traversée du vallon d'Ardalos, la montée devient dure pendant 750 mètres sur la base de la pyramide du Pic du Midi ; puis, par une courbe de niveau, le lac de Peyrelade est atteint. Pendant ce trajet de 13 kilomètres, de nombreuses réparations seront nécessaires ; à certains endroits il faudra adoucir des raidillons en créant des lacets.

A l'extrémité Ouest du lac un assez bon chemin en zigzags monte pendant quelques minutes, franchit un petit col au milieu de pâturages et de rochers, puis descend en lacets courts jusqu'à la cabane de la Hues. Là, il n'existe plus rien. Il faudra, en descendant le moins possible, ouvrir, à la base des rochers abrupts du Pic de Merlheu, un sentier rejoignant celui du Chiroulet au lac Bleu.

Sentiers reliant entre eux les précédents.

Itinéraire X : DE LA POMPE DE BEAUDÉAN AUX COURTALETS.

Si, au début de l'itinéraire VII, au lieu de tourner vers le Sud-Ouest à travers la forêt du Mourgoueilh, on continue à suivre le

ravin de Lubis qui la termine à l'Est, le chemin de chars cesse
bientôt (600ᵐ) ; il est remplacé par un sentier créé par l'Administration forestière. De l'autre côté du ruisseau de Lubis il pourrait
être continué à travers landes sur une longueur de 1500 mètres pour
rejoindre les Courtalets.

Itinéraire XI : DE HOUNT-BLANQUE AU VALLON DE BINARROS.

Du col de Hount-Blanque un sentier rejoint les cabanes du Courbet ;
il a besoin d'améliorations surtout dans le passage de la cascade
d'Antayente au déversoir du lac de l'Œuf.

Itinéraire XII : DU COL D'AOUET AU LAC DE PEYRELADE.

A un kilomètre environ au-dessous du col d'Aouet, il serait utile
de créer un sentier quittant celui d'Ardalos et contournant à peu
près horizontalement les contreforts rocheux du Pic du Midi ; il
traverserait des éboulis de pierres et viendrait, au bout d'un millier
de mètres, rejoindre l'itinéraire IX. Il rendrait de grands services en
permettant aux excursionnistes craignant la fatigue et les vertiges
de la pyramide du Pic, de voir une grande partie de l'admirable
itinéraire VIII et d'en éviter le milieu qui est le plus dur. Du col
d'Aouet, ils pourraient soit gagner le lac Bleu sans montée pénible,
soit se contenter du lac de Peyrelade et de la ravissante descente à
travers la forêt de Pouzac, soit revenir directement dans la vallée
de Lesponne par le vallon d'Ardalos, soit enfin et surtout revenir au
col d'Arises et descendre au bord du lac où s'élèvera la future
première station du chemin de fer électrique du Pic du Midi.

C). — RIVE GAUCHE

*Vallons latéraux — Sentiers perpendiculaires
à la Vallée.*

Itinéraire XIII : DE BEAUDÉAN AU ROND-POINT D'ESQUIOU.

De Beaudéan part un chemin de chars. Au bout de 1600 mètres il
se rétrécit et devient un sentier muletier ; il gagnerait à être élargi ;
les bêtes de somme le parcourent cependant avec assez d'aisance.
Il monte dans le vallon de Serris jusqu'au Rond-Point d'Esquiou. Il
n'y a pas à s'en occuper actuellement, le Rond-Point d'Esquiou étant
amorcé à Bagnères par deux sentiers très suffisants.

Itinéraire XIV : DE LA VIALETTE AU ROND-POINT D'ESQUIOU.

Un peu après le pont d'Ardezen sur le chemin vicinal n° 29 de
Lesponne, se trouve le hameau de la Vialette d'où se détache un
bon chemin de chars remontant le vallon de l'Oubac, au pied de la
forêt de La Peyre et d'Oubac. Arrivé à un pont, sur lequel il traverse le ruisseau des Tuhatères, il se rétrécit et n'est plus praticable qu'aux bêtes de somme jusqu'aux plaines d'Esquiou ; mais ce
tronçon sera élargi par l'Administration forestière. En somme,
c'est d'un bout à l'autre un excellent chemin muletier de pente faible
et ne demandant aucun entretien.

Itinéraire **XV** : DE LA VIALETTE AU VACANT DE LA GLAIRE.

Chemin de chars assez bon dans le vallon de la Glaire entre les forêts de la Glaire et de Transoubats, dégradé sur 300 mètres au moment d'arriver au vacant de la Glaire. Sa pente est modérée ; il est entretenu par le Service forestier et par les Ponts et Chaussées. L'itinéraire suivant nous fera pénétrer dans les vallons du Bialou et du Hourc.

Direction longitudinale — Sentiers parallèles au thalweg.

Itinéraire **XVI** : DE BAGNÈRES AU CHIROULET PAR LES PLAINES D'ESQUIOU ET LA CROIX DE BÉLIOU.

Pour qui redoute la fatigue du long sentier des crêtes (It. VIII), le trajet préférable est le suivant : si, dans l'appréciation des merveilles de la nature, il est permis d'attribuer des cotes de mérite, c'est l'itinéraire XVI qui occupera le second rang, ne cédant la palme qu'au prestigieux Pic du Midi.

On sort de Bagnères par l'avenue de Salut. La route Reverdy, carrossable, après un parcours tout de grâce et d'enchantement, perd, au col de Ger ou Croix de Manse, à la fois sa largeur et son nom. Le chemin de la Tapère, qui la continue jusqu'aux Portes de fer, ne convient plus guère qu'aux chars.

Le paysage a changé brusquement. L'escarpée et rocailleuse gorge de la Tapère contraste singulièrement par son caractère sauvage avec les molles ondulations du verdoyant vallon de l'Elysée Cottin dont elle est l'origine. A trois quarts d'heure de la ville on se croit en plein cœur de la haute montagne, dans un ravin perdu à une journée de marche de tout centre civilisé.

Le ruisseau franchi, l'excellent chemin de Castelmouly prend en écharpe un cône boisé et, par un immense contour, monte doucement au Rond-Point d'Esquiou. Pour la quatrième fois, le paysage s'est complètement transformé.

Maintenant c'est une mer de landes, bornée en arrière par le Monné et les bizarres rochers du Castelmouly qui affectent une silhouette ruiniforme. A droite, une veine calcaire d'un blanc éclatant strie le promontoire où s'abrite la grotte de Lourdes près du coude du Gave de Pau. En avant s'étagent les bois et les pâturages de La Peyre, par dessus lesquels surgissent, comme du vide de l'éther, les Pyramides du Pic du Midi et du Mont-Aigu dans une impression de majesté rendue plus sensible par l'absence de base dissimulée derrière les premiers plans.

Un chemin large, pittoresque développe sous le bois de La Peyre sa rampe modérée ; elle ne devient dure que près du col de Couret, où on rentre dans les pâturages. Ici la Société d'Excursionnistes de Bagnères devrait tracer des lacets pour diminuer la raideur d'une côte qui arrête les ânes lourdement chargés, puis améliorer très peu le sentier à flanc de coteau qui longe le périmètre supérieur de la forêt de Transoubats. La vue est immense en arrière sur Tarbes et les lointains brumeux de la plaine gasconne.

Encore un raidillon à adoucir en créant des lacets et on est à la Croix de Béliou, ébloui de la succession imprévue de tant de paysages dont la variété a ajouté à l'intérêt. La vue est magnifique sur les forêts et les landes entourant le belvédère : à droite, le Mont-Aigu dresse orgueilleusement son triangle sur un socle de colosse.

A gauche et devant soi, un manteau de sapins et de hêtres couvre le versant. En face, de l'autre côté de l'Adour, s'étend l'imposante chaîne de rocs à pic qui, commençant à Pène Longue et Montagnette, se couronne du Pic du Midi et, se recourbant autour du Chiroulet, vient, au-delà du lac Bleu et du col de Barran, se souder au Mont-Aigu.

De la Croix de Béliou, un sentier à réparer, serpente dans les pâturages et pénètre, près de l'amoncellement chaotique des roches Belle-Vue, dans la sapinière de Baysaou. A partir de là, devrait être ouvert un lacet descendant en pente douce dans la pénombre des arbres géants jusqu'à sa jonction avec le chemin de Bayzaou. Celui-ci, en bon état, praticable aux chars, contourne le vallon de Cérétou où s'allongent en bande étroite des vacants communaux ; il passe au cortail du Hourc, traverse les ruisseaux d'Arrodets et de Cérétou, au fond du plus pittoresque des bassins, laisse à droite le chemin de Népoudre et la glacière de Trébous et longe la base de la forêt de Cérétou. Actuellement, on est obligé de suivre ce très bon chemin de Cérétou qui, après avoir approché horizontalement le haut de la cascade de Magenta, rejoint le chemin vicinal n° 29 près du pont d'Abay. Mais l'Administration forestière va ouvrir, à 300 mètres du Hourc, un sentier dit de Cérétou et Maury ; se maintenant à flanc de coteau et sous bois, il montera légèrement à la crête de Maury, évitera en crochets capricieux les rochers qui parsèment le versant et, sans pente forte, aboutira directement au Chiroulet. La ville de Bagnères et la Société d'Excursionnistes devront aider à la construction de ce dernier tronçon de 3800 mètres qui ajoutera grandement aux charmes de ce splendide parcours.

Itinéraire XVII : DU COL DU COURET A BAYZAOU PAR GRÉZOLLES.

Ce trajet, tout entier à travers bois, est des plus faciles et laisse une impression inoubliable.

Un assez bon chemin, presque horizontal, part du Col du Couret, traverse la forêt de la Glaire, passe au vacant de la Glaire, continue sous la vieille et sombre sapinière de Transoubats en franchissant les ruisseaux de Garrot-Grand et la glissoire de Soularette ; il contourne la crête de Transoubats et atteint l'enclave de Grézolles. Le Service forestier y fera quelques rectifications.

La Société d'Excursionnistes devra l'aider pour la continuation, où l'on ne pourra utiliser que quelques tronçons de sentiers, de façon à rejoindre l'itinéraire précédent au canton de Bayzaou, près de l'amorce du sentier de la Paoue.

Itinéraire XVIII : DE LESPONNE A BAYZAOU.

Le chemin de Massayo partant de l'église de Lesponne, monte vers l'Ouest. Parvenu à la forêt de Massayo, il se maintient presque à son pied, dépasse la Tire de Grézolles et, sous le nom de sentier de Moussègue, traverse l'étroite prairie du Hourc pour gagner le chemin de Cérétou au-dessus de la cascade de Magenta.

Ce trajet, bien qu'il soit assez bon sur toute sa longueur, est peu intéressant et n'offre aucun avantage. Il sera toujours préférable de suivre le chemin vicinal de la Vallée, si l'on veut se transporter vite et commodément, ou bien l'itinéraire XVI si l'on veut avoir de la vue.

Itinéraire XIX : DE LA CROIX DE BÉLIOU AU CORTAIL DU HOURC PAR CULENTOUS.

Le sentier presque horizontal et en bon état sauf quelques raidillons à adoucir et des roches à faire sauter, contourne au milieu de pâturages les contreforts de La Peyre ; il côtoie le lagon desséché de Béliou et atteint les cabanes de Culentous. Plus tard il ne sera pas superflu de l'élargir.

De Culentous, le sentier presque impraticable de Népoudre descend au Cortail du Hourc en traversant d'abord des landes, où il devra être rectifié, puis la forêt de Népoudre, le long du ruisseau d'Arrodets. Ce dernier tronçon sera entretenu par l'Administration forestière.

Itinéraire XX : DE CULENTOUS AU CHIROULET PAR LE MONT-AIGU.

Le sentier médiocre des cabanes au col de Culentous ne mérite pas d'améliorations vu le faible nombre de touristes suivant cette voie dont la fatigue n'est pas compensée par la vue.

Du col au sommet du Mont-Aigu par l'arête, la piste à suivre est à peine visible. Quelques points pourraient être améliorés sans trop de dépenses.

Du sommet au Chiroulet par la forêt du Marquisat de Bénac (la descente par la Litte et la forêt de Maury est trop pénible), il n'y a aucun sentier. Il serait trop coûteux d'en créer un qui, dans l'état actuel du tourisme, servirait peu. Plus tard, quand l'affluence des hôtes du Chiroulet l'exigera, cette question pourra être discutée.

Notre unique préoccupation doit être d'améliorer ou de créer des sentiers rayonnant autour de la *vallée de Lesponne* et du *Sanatorium du Chiroulet*.

CHAPITRE IV

PROJET GÉNÉRAL ET DEVIS

de Chemins et Sentiers dans la Vallée de Lesponne.

Les projets sont inscrits dans leur ordre d'urgence et d'utilité.

Les sentiers, étant sur les neuf dixièmes de leur tracé, établis à flanc de coteau, sont tellement exposés aux éboulements d'amont ainsi qu'aux ravinements et écrêtements d'aval qu'il est nécessaire de leur donner, au moment du métré, un excès de largeur pour ne pas être forcé de les réparer avant plusieurs années. En conséquence la plate-forme en est prévue de 0^m75.

Les mulets sont peu employés dans la région. On n'utilise guère que les ânes, dont le pied sûr, l'étroitesse et le faible poids se contentent de la moindre saillie. Il n'est par conséquent pas nécessaire de donner aux chemins dits muletiers une largeur supérieure à celle des sentiers de piétons. Dans l'avenir une distinction pourra être établie à ce point de vue ; mais, pour le moment, il est préférable de simplifier et de n'admettre qu'un gabarit. La seule préoccupation qui devra guider le Directeur des travaux, sera de supprimer avec le plus grand soin les escaliers, les passages sur la roche nue et lisse, dans les sentiers destinés aux bêtes de somme. Le devis ci-dessous en a tenu compte en portant dans ce cas plus de longueurs à améliorer et plus de rectifications à créer à neuf que lorsque les piétons seuls sont visés.

Certains sentiers seront peu fréquentés, tels le tronçon de l'itinéraire VIII entre le col d'Aouet et le Pic, ou celui du Mont-Aigu, etc.; leur largeur sera réduite à 0^m50. Néanmoins leur devis est le même que pour les voies normales des zones inférieures à cause de leur excessif éloignement des localités où habitent les ouvriers. La majoration du prix d'unité tiendra lieu d'indemnité de déplacement.

Le prix du mètre courant de sentier neuf à ouvrir est de 0 fr. 20.

Le prix du mètre courant de sentier existant à améliorer est de 0 fr. 10.

D'importantes réductions pourront être opérées sur les prix prévus pour les chemins muletiers si on se contente de sentiers de piétons ou si l'on réduit la largeur supposée de 0^m75. Les rectifications à créer à neuf ainsi que les réparations, et par suite les dépenses totales, diminueront alors d'environ moitié.

Itinéraires décrits au chapitre précédent.	CHEMINS ET SENTIERS	LONGUEUR DES CHEMINS ET SENTIERS				DÉPENSE à la charge de la S. E. B. B.
		en bon état.	à la charge de l'Administ° forestière.	à créer par la S. E. B. B.	à réparer par la S. E. B. B.	
		mètres	mètres	mètres	mètres	
XVI	*Bagnères au Chiroulet par les plaines d'Esquiou, la Croix de Béliou et la forêt de Bayzaou : 22ᵏ,5 ou 21ᵏ.*					
	Ville de Bagnères et avenue de Salut...	800				
	Route Reverdy carrossable : de l'avenue de Salut au col de Ger............	2.400				
	Chemin de chars de La Tapère : du col de Ger aux Portes de Fer...........	1.550	pour			
	Sentier muletier de Castelmouly : des Portes de Fer au Rond-Point d'Esquiou.	3.800	mémoire :			
	Chemin de chars de La Peyre : du Rond-Point au col de Couret.............	1.750				
	Sentier muletier : du col de Couret à la Croix de Béliou.....................	1.800	14.600	400	600	140ᶠ
	— — de la Croix de Béliou aux roches Belle-Vue...............		ou 13.100	150	1.150	145
	— — des roches Belle-Vue au chemin de Bayzaou...............			1.300		260
	Chemin de chars : de Bayzaou au Cortail du Hourc.......................	1.200				
	— — de Cérétou : du Hourc au chemin vicinal n° 29...........	2.100				545ᶠ
	Chemin carrossable vicinal n° 29 du Pont d'Abay au Chiroulet..............	3.500				
	Il est très désirable de remplacer ces deux derniers tronçons par la rectification suivante, bien que celle-ci puisse être différée :					
	Sentier muletier de Cérétou et Maury : du Hourc au Chiroulet..............	600	1.200	900	1.400	320
VII	*Sentier du milieu : de la Pompe de Beaudéan au Chiroulet, 12ᵏ,350.*					
	Chemin de chars : de la pompe de Beaudéan au bas du Mourgoueilh........	1.100				
	— — du bas du Mourgoueilh au Pla du Mourgoueilh...........	1.900	1.000			
	Sentier muletier : du Pla du Mourgoueilh au vallon de Binarros.............		700			
	Sentier de piétons : du vallon de Binarros à la forêt de Beaudéan...........			1.250		250ᶠ
	Sentier de piétons du milieu : traversée de la forêt de Beaudéan............	2.600	1.000			

Itinéraires décrits au chapitre précédent.	CHEMINS ET SENTIERS	LONGUEUR DES CHEMINS ET SENTIERS				DÉPENSE à la charge de la S. E. B. B.
		en bon état.	à la charge de l'Administ.on forestière.	à créer par la S. E. B. B.	à réparer par la S. E. B. B.	
		mètres	mètres	mètres	mètres	
VII (suite)	Sentier de piétons du milieu : de la forêt de Beaudéan au vallon d'Ardalos			200		40ᶠ
	— — — du vallon d'Ardalos à une pelouse de Pouzac....			900		180
	— — — traversée de la forêt de Pouzac		1.700			
						470ᶠ
V	*Sentier du Pont de l'Aya au lac de Peyrelade : 7ᵏ,100.*					
	Sentier muletier : du pont de l'Aya à la bifurcation de Pouzac	1.800			300	30
	— — du vallon d'Ardalos à la cabane de la Hues................	1.700			800	80
	— — de la cabane de la Hues au lac de Peyrelade	2.300			200	20
						130
XVII	*Sentier du col du Couret à Bayzaou : 5ᵏ,300.*					
	Chemin de chars : du col de Couret au vacant de la Glaire	1.400				
	Sentier muletier : du vacant de la Glaire à l'enclave de Grézolles.............	1.800	400	100	100	30
	— — de Grézolles à Bayzaou (la Paoue)........................	400	400		700	70
						100
VIII	*Sentier des Crêtes : 38ᵏ,600 ou 38ᵏ,100.*					
	Chemin de chars : de la route thermale n° 1 (St-Paul) aux Courtalets.........	3.000				
	Sentier muletier : des Courtalets au lac de l'Œuf..........................	3.900		700	1.100	250
	— — du lac de l'Œuf au col d'Arises			700	300	170
	— — du col d'Arises au col d'Aouet	800			200	20

Itinéraires décrits au chapitre précédent.	CHEMINS ET SENTIERS	LONGUEUR DES CHEMINS ET SENTIERS				DÉPENSE à la charge de la S. E. B. B.
		en bon état.	à la charge de l'Administi⁰ⁿ forestière.	à créer par la S. E. B. B.	à réparer par la S. E. B. B.	
		mètres	mètres	mètres	mètres	
VIII (suite)	Sentier de piétons : du col d'Aouet au Pic du Midi : sentier.................			2.600	400	560ᶠ
	— — — câbles..................					500
	— muletier : du Pic à l'hôtellerie Plantade............................	2.800				
	— — de l'Hôtellerie au lac d'Oncet.............................				800	80
	— — du lac d'Oncet au col d'Aoube.............................			1.400	800	360
	— — du col d'Aoube au lac Bleu	3.000		400	1.500	230
	— — du lac Bleu au col d'Ouscouaou.......................	3.000		1.000	4.200	620
	— — du col d'Ouscouaou au Chiroulet........................	2.500	2.300	400	800	160
	Prolongement à exécuter ultérieurement :					2.950ᶠ
	Sentier de piétons : du col d'Ouscouaou au Pic du Mont-Aigu................	2.000		700	2.800	700
XII	*Sentier du col d'Aouet au lac de Peyrelade : 3ᵏ,150.*					
	Sentier muletier : du col d'Aouet à la bifurcation du lac de Peyrelade.........	300		350	350	105ᶠ
	— — de la bifurcation du lac à la bifurcation du sentier de Narbios			1.000		200
	— — de la bifⁿ du sentier de Narbios à la bifⁿ du lac de Peyrelade	700		150	300	60
						365ᶠ
IV	*Sentier du vallon d'Ardalos (du pont de l'Aya au col d'Aouet) : 7ᵏ.*					
	Sentier muletier : du pont de l'Aya aux cabanes d'Ardalos....................	800 1.800	pour mémoire	(ı. v.)	200 300	20ᶠ
	— — des cabanes au col d'Aouet	1.500 300	(ı. xıı)	400 350	1.000 350	180
						200ᶠ

Itinéraires décrits au chapitre précédent.	CHEMINS ET SENTIERS	LONGUEUR DES CHEMINS ET SENTIERS				DÉPENSE à la charge de la S. E. B. B.
		en bon état.	à la charge de l'Administon forestière.	à créer par la S. E. B. B.	à réparer par la S. E. B. B.	
		mètres	mètres	mètres	mètres	
XIX	*Sentier de la Croix de Béliou au Hourc par Culentous : 5k,600.*					
	Sentier muletier : de la Croix de Béliou à Culentous..........................	2.500		200	500	90f
	— — de Culentous à la forêt de Népoudre........................	200		350	450	1·15
	— — de la forêt au Hourc..	800	600			205f
IX	*Sentier de la Pompe de Beaudéan au lac Bleu par le Courbet et le lac de Peyrelade : 19k,250.*					
	Chemin de chars : de la Pompe au bas du Mourgoueilh	1.100				
	Sentier de piétons : du bas du Mourgoueilh au Pla du Mourgoueilh	500	200			
	— — du Pla du Mourgoueilh au Courbet......................	3.600			600	60f
	— — du Courbet à Narbios............................	1.200			200	20
	— — de Narbios à la bif. du sent. du col d'Aouet au lac de Peyrelade.	4.500			500	50
	— — de cette bifurcation au lac de Peyrelade...................	700	(I. XII)	150	300	
	— — du lac de Peyrelade à la cabane de la Hues...............	2.300	pr mémoire	(I. V.)	200	
	— — de la cabane de la Hues au sentier du lac Bleu			1.200	300	270
	— — de ce sentier au lac Bleu...............................	1.700				400f
XX	*Sentier de Culentous au Chiroulet par le Mont-Aigu : 9k,800.*					
	Sentier de piétons : de la cabane de Culentous au col de Culentous...........	1.200			100	10f
	— — du col au sommet du Mont-Aigu.....................	2.000			500	50
	— — du Mont-Aigu au Chiroulet...........................				6.000 à différer	60f

Itinéraires décrits au chapitre précédent.	CHEMINS ET SENTIERS	LONGUEUR DES CHEMINS ET SENTIERS				DÉPENSE à la charge de la S. E. B. B.
		en bon état.	à la charge de l'Administion forestière.	à créer par la S. E. B. B.	à réparer par la S. E. B. B.	
X	*Sentier de la pompe de Beaudéan aux Courtalets : 4ᵏ,500* Chemin de chars : de la pompe au ruisseau de Lubis .... Sentier de piétons : du ruisseau de Lubis au Courtalets.......................	2.600	400	1.500		300ᶠ 300ᶠ
XI	*Sentier muletier de Hount-Blanque au vallon de Binarros : 1ᵏ,500....*	600		100	800	100ᶠ
III	*Sentier du vallon de Binarros (de Lesponne au col d'Arises) : 7ᵏ,5.* Sentier muletier : de Lesponne au Courbet........ .... — — du Courbet au col d'Arises...........	2.200 1.500 p' mémoire	(i, viii.)	200 400 700	1.100 1.100 300	150ᶠ 190ᶠ 340ᶠ
XIII	Sentier muletier de Beaudéan au Rond-Point d'Esquiou : 6ᵏ.............	6.000				
VI	Sentier muletier du Chiroulet au lac Bleu : 6ᵏ	6.000				
XV	Chemin de chars de la Vialette à la Glaire : 2ᵏ,800.....................	2.500	300			
XVI	Chemin de chars de la Vialette au Rond-Point d'Esquiou : 4ᵏ,2...........	3.600	600			

Pau, imp. Garet. — J. Empérauger, imp.

Itinéraires décrits au chapitre précédent.	CHEMINS ET SENTIERS	LONGUEUR DES CHEMINS ET SENTIERS				DÉPENSE à la charge de la S. E. B. B.
		en bon état.	à la charge de l'Administ⁰ⁿ forestière.	à créer par la S. E. B. B.	à réparer par la S. E. B. B.	
		mètres	mètres	mètres	mètres	
II	*Chemin de Traouessarou ou du bas de la Vallée (de St-Paul au Chiroulet rive droite) : 10ᵏ.*					
	Chemin de chars : de la route thermale n° 1 au pont d'Abay.....................	6.200				
	— — du pont d'Abay au pont de l'Aya.........................	2.800				
	— — du pont de l'Aya au Chiroulet	1.000				
I	*Chemin vicinal n° 1 de Baudéan au Chiroulet (rive gauche) : 10ᵏ,5.*					
	Chemin carrossable : de la route thermale n° 1 au pont d'Ardezene...........	3.000				
	— — du pont d'Ardezene à Lesponne (église).................	900				
	— — de Lesponne au pont d'Abay.........................	2.900				
	— — du pont d'Abay au Chiroulet.........................	3.700				
	Sentier de Lesponne à Bayzaou : 3ᵏ 800.					
	Sentier muletier de Massayo : de Lesponne à la Tire de Grézolles............	1.600				
	— de Moussègue : de la Tire au chemin de Cérétou............	1.600				
	Chemin de chars de Cérétou au chemin vicinal n° 29........................	600				

Bagnères-de-Bigorre, le 1ᵉʳ Janvier 1900.

JACQUOT.

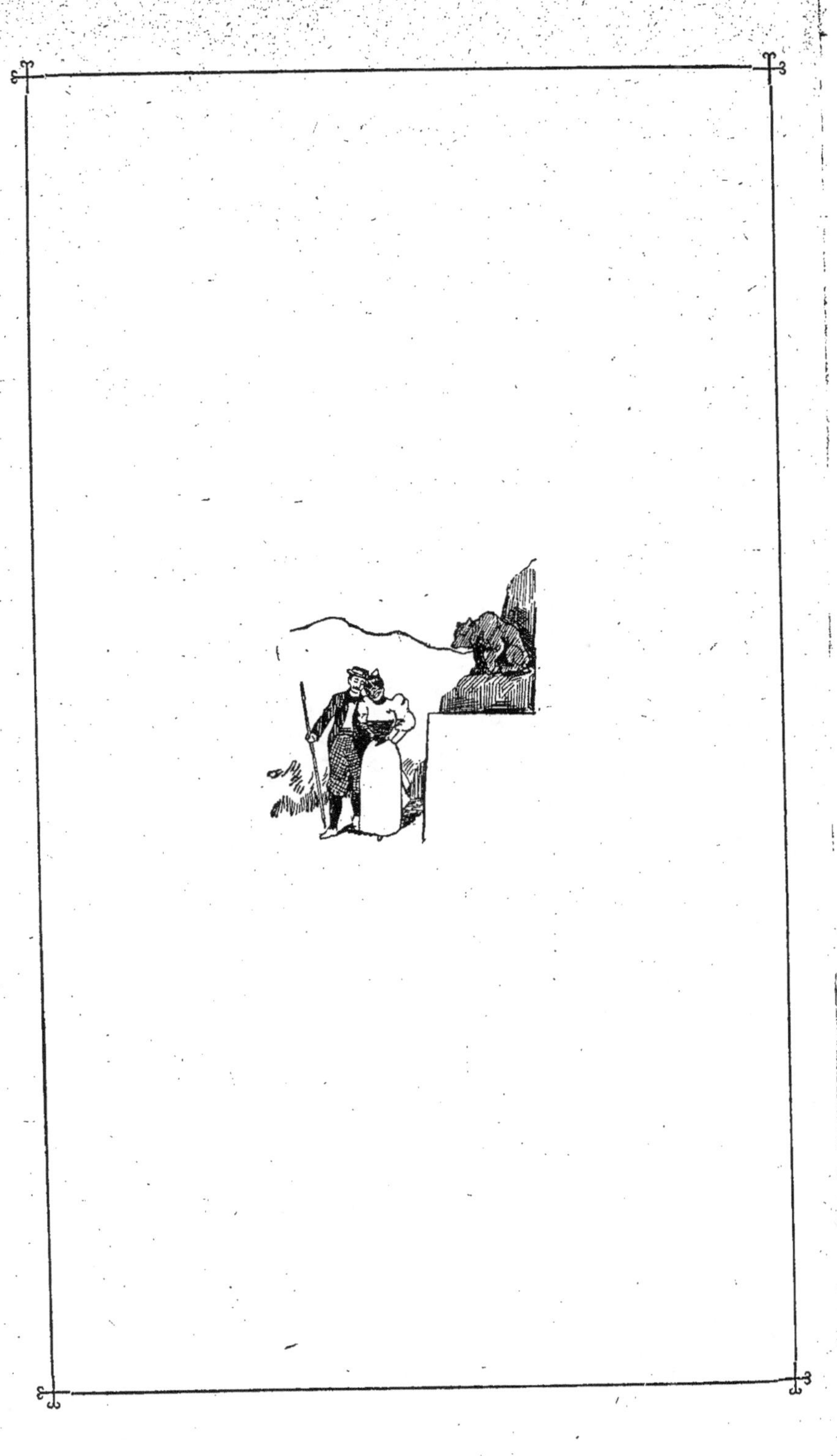

www.ingramcontent.com/pod-product-compliance
Lightning Source LLC
LaVergne TN
LVHW010505060726
842527LV00005B/1898